MÉMOIRE ET OBSERVATIONS

SUR

LE CHOLÉRA.

IMPRIMERIE DE Mme Ve BOUCHARD-HUZARD,

7, rue de l'Éperon.

MÉMOIRE ET OBSERVATIONS

SUR

LE CHOLÉRA

OBSERVÉ

A L'HOPITAL DE SAINT-MANDRIER, DE TOULON

(DU 23 JUIN AU 25 AOUT 1835),

PAR P. ACKERMAN,

DOCTEUR-MÉDECIN, CHIRURGIEN-MAJOR DE LA MARINE,
MEMBRE CORRESPONDANT DES SOCIÉTÉS DES SCIENCES MÉDICALES ET NATURELLES
DE STRASBOURG, BRUXELLES, ETC.

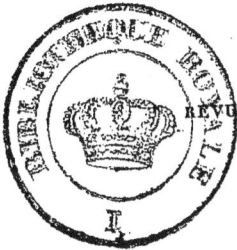

DEUXIÈME ÉDITION,

REVUE, CORRIGÉE ET AUGMENTÉE DE NOTES.

PARIS,

IMPRIMERIE DE MADAME VEUVE BOUCHARD-HUZARD,
RUE DE L'ÉPERON, 7.

1843.

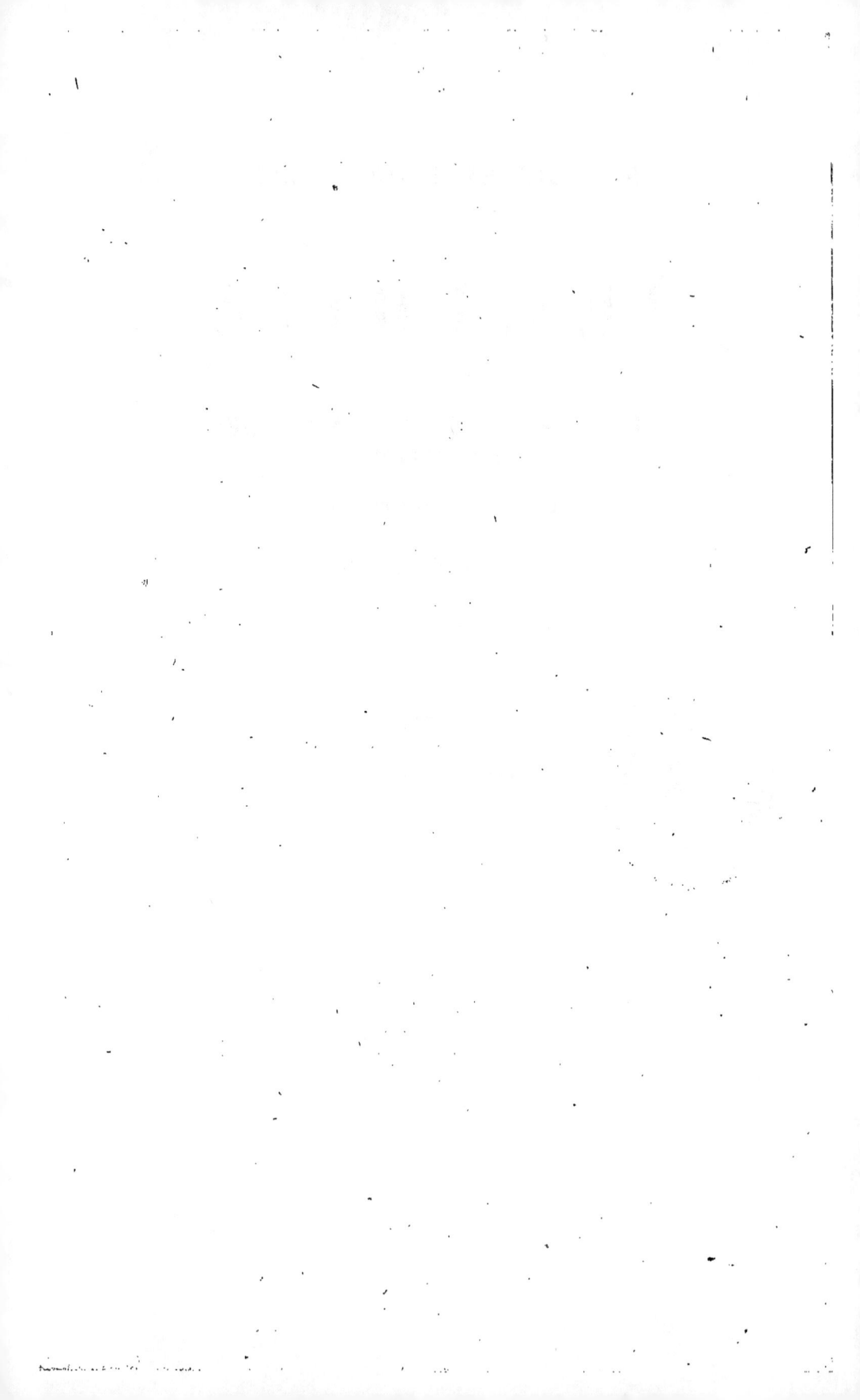

Avant-propos.

En raison des nombreuses demandes qui m'ont
été faites de ce travail depuis son insertion dans
les *Archives médicales de Strasbourg*, tous les
exemplaires que je possédais étant épuisés, je me
vois dans la nécessité de publier une seconde
édition.

Sans être entré dans de longs détails histo-
riques de la maladie, je dois probablement à la
concision de l'exposé des faits, à l'ordre mis
dans les observations, le succès dont ce petit
ouvrage a joui après m'avoir valu le titre de
correspondant des Sociétés médicales de Stras-

bourg et de Bruxelles. Je profite de cette circonstance pour donner, aux célèbres écrivains et praticiens qui les composent, un témoignage bien sincère de ma reconnaissance.

Un autre motif, d'amour-propre il est vrai, me décide à faire une nouvelle publication de mon travail; c'est pour démentir par des preuves authentiques ce que renferme l'ouvrage de M. Reynaud relativement à Saint-Mandrier pendant l'épidémie de 1835.

Bien que mon mémoire ait été inséré dans les *Archives de Strasbourg* longtemps avant la décision ministérielle qui a ordonné l'impression de l'ouvrage de M. le président du conseil de santé de Toulon, je ne craindrai pas, aujourd'hui, de dévoiler la conduite d'un conseil de santé qui, en détruisant l'importance de ce service, a jeté la plus grande déconsidération sur le médecin auquel il en avait confié la direction.

MÉMOIRE ET OBSERVATIONS

SUR

LE CHOLÉRA

OBSERVÉ

A L'HOPITAL DE SAINT-MANDRIER,
DE TOULON

(DU 23 JUIN AU 25 AOUT 1835).

— ◆ —

De toutes les maladies épidémiques, le choléra est, sans contredit, celle qui produit les effets moraux les plus fâcheux, tant sur la masse d'une population que sur les médecins appelés, pour la première fois, à la traiter. Dans ces moments de calamité publique, il est heureux que l'homme de l'art ait assez d'empire sur lui-même pour conserver tout le sang-froid nécessaire en face d'un ennemi aussi hideux et aussi meurtrier.

Jeune encore dans la carrière médicale, pendant une lutte de trois ans contre les fièvres épidémiques, pernicieuses et typhoïdes de Madagascar, je m'habituai à ce triste spectacle de malades et de mourants. Cependant je fus parfois consterné par la promptitude avec laquelle la mort vint frapper quelques-uns de mes compagnons d'exil. Je ne connaissais alors le choléra que par tradition, et j'étais loin de m'attendre à faire sa rencontre lors de mon retour en France, en 1832.

Il y avait à peine deux mois que j'étais arrivé à Paris, lorsque l'épidémie éclata : j'offris mes services, ils furent acceptés ; et, attaché au premier arrondissement, je donnai mes soins aux cholériques pendant toute la durée de l'épidémie.

J'observai, j'étudiai, je consultai toutes les opinions émises par nos grands maîtres de la capitale et les médecins étrangers les plus célèbres, et j'attendis qu'une nouvelle circonstance me permît, à mon tour, d'exposer mes idées sur cette maladie.

Ce moment est venu : il est d'autant plus heureux pour moi, que c'est aux circonstances seules que je le dois.

Chargé en chef du service de santé à l'hôpital Saint-Mandrier, je devais consciencieusement remplir la tâche glorieuse et pénible que me donnait ma position ; et, par cette raison, je tâcherai, dans ce mémoire, de faire connaître si j'ai répondu dignement à la haute confiance qui m'a été accordée.

Sans m'arrêter à des considérations générales sur une maladie qui a excité la sagacité et l'imagination d'une multitude de médecins, je me contenterai, après avoir dit quelques mots sur ses causes, d'en exposer les symptômes et le traitement ; puis je donnerai quelques observations qui serviront à mieux faire connaître le caractère de l'épidémie de Toulon.

Causes. — Les uns ont attribué la cause du choléra à une trop grande abondance de bile ; d'autres, à une irritation nerveuse, soit du centre cérébro-spinal, soit des ganglions du grand sympathique; d'autres, enfin, à certains miasmes répandus dans l'atmosphère, etc.

Sans adopter d'une manière exclusive cette dernière hypothèse, elle me semble cependant l'une des plus rationnelles. En effet, il est évident qu'à l'époque de l'invasion, et pendant la durée du choléra, des phénomènes, parfois extraordinaires, se manifestent dans les variations atmosphériques, et portent sans doute leur effet sur tel ou tel point de l'économie, plus disposé à en recevoir l'action. On ne peut pas se dissimuler que la saison n'y soit aussi pour quelque chose; car il est à remarquer que l'invasion du choléra dans les différentes contrées de l'Europe a eu lieu depuis le mois d'avril jusqu'au mois de juillet, et qu'il existait des variations très-grandes de température, passant presque subitement d'un froid humide et d'un temps brumeux à un temps clair et très-chaud.

L'âge avancé, la constitution pléthorique, l'irritabilité nerveuse, un état maladif, la grossesse, etc., peuvent être considérés comme autant de causes prédisposantes.

Une autre cause importante et qu'on ne saurait nier, c'est l'impression morale. Partout, en effet, on a vu la terreur qu'il inspire être une des causes principales de ses ravages; partout les personnes craintives et pusillanimes en ont été les premières victimes.

Symptômes. Une circonstance bien propre à rassurer toutes les personnes qui redoutent l'invasion de ce fléau, c'est que rarement la maladie se déclare sans être précédée d'une indisposition plus ou moins forte, généralement annoncée par un dérangement dans les fonctions de l'appareil gastro-intestinal. Ce dérangement se manifeste par une diarrhée plus ou moins abondante, dont la durée varie depuis quelques heures jusqu'à deux ou trois

jours, rarement une semaine. Dans ce cas, la maladie
est à un degré si faible, qu'on s'en inquiète généralement peu.

Plus tard, les phénomènes vraiment cholériques surviennent d'une manière brusque, subite, et souvent sans
qu'ils soient provoqués par des causes apparentes. C'est
ici que commence ce qu'on nomme généralement la
période *algide;* cependant cette invasion est loin d'être
toujours foudroyante. Les phénomènes de concentration
sont presque toujours précédés d'autres symptômes moins
graves, qui peuvent donner le temps de prévenir la période algide. Dans ce moment, nous trouvons encore de
la chaleur; il existe une douleur à l'épigastre, avec diarrhée et vomissements; céphalalgie; pouls plus ou moins
développé, mais toujours bien sensible; peu d'agitation;
les extrémités seulement commencent à perdre de leur
calorique.

Si des secours ne sont pas administrés immédiatement,
la maladie marche rapidement; des phénomènes nerveux,
plus graves que les précédents, arrivent en foule : le
froid, d'abord peu sensible, s'étend des extrémités vers
le centre, envahit tout le corps, jusqu'à l'intérieur de la
bouche; la langue est pâle; le malade éprouve des bourdonnements d'oreilles, une diminution de l'ouïe, des
éblouissements; il répond assez juste aux questions qu'on
lui fait; mais sa voix s'affaiblit progressivement et finit
par s'éteindre. Le pouls disparaît entièrement; les yeux
s'enfoncent dans leurs orbites; les traits s'affaissent; des
crampes douloureuses tourmentent le malade; les vomissements n'ont plus lieu que par régurgitation , sans
efforts, à la moindre ingestion de liquide, et même sans
cette cause. Il existe un sentiment de chaleur brûlante à
l'épigastre, sans que cette région soit toujours bien sen-

sible à la pression. Les selles ressemblent à de l'eau de riz. La sécrétion urinaire est complétement suspendue. La soif devient intolérable, ainsi que l'agitation générale, à laquelle succède bientôt un affaissement des plus grands. La face, les membres, le tronc, d'abord pâles, deviennent violacés; la peau des pieds et des mains est macérée comme après une longue submersion; enfin, au bout de six, douze, dix-huit, vingt-quatre ou trente-six heures, la mort vient terminer les angoisses, d'autant plus ter- ribles pour le malade, qu'il conserve jusqu'à la fin l'usage de ses facultés intellectuelles.

Dans certains cas, les symptômes gastriques sont moins prononcés; alors c'est la masse encéphalique qui semble être le principal siége de la maladie. Ainsi, lors- que les crampes, les vomissements ont cessé, le malade tombe dans un état de stupeur qui annonce une conges- tion évidente du cerveau, toujours précédée du bourdon- nement des oreilles, de la diminution de l'ouïe : souvent la mort arrive peu de temps après l'apparition de ces symptômes.

Il est encore une série de phénomènes qui peut faire supposer un autre point plus particulièrement atteint, c'est lorsqu'une douleur vive se fait sentir dans la masse des muscles sacro-lombaires et long dorsal; alors il y a sentiment de constriction de la poitrine, crampes très- fortes des membres inférieurs, et surtout des supérieurs.

D'après ces différentes séries de phénomènes, je serais porté à admettre la division du choléra en trisplanchni- que, cérébral et myélique, selon que la cause détermi- nante de cette affection agit primitivement, ainsi que le rapportent MM. Gaimard et Gérardin, ou concentre da- vantage son principe d'action sur le nerf trisplanchnique, le cerveau ou la moelle épinière.

Cette division, établie par les médecins de Vienne surtout, est basée sur les changements qu'éprouvent la calorification et la circulation, sur lesquelles ils répétèrent
les expériences de Chossat, et reconnurent, comme ce
physiologiste, que la calorification est sous la dépendance
du système nerveux ganglionnaire : 1º qu'en faisant la
section du grand sympathique au-dessus du plexus solaire,
la chaleur diminue et finit par s'éteindre ; 2° que les lésions
de la moelle épinière produisent le même effet, mais à
un moindre degré ; 3° enfin que les lésions du cerveau ne
sont jamais suivies de la perte de la chaleur animale.

On s'accorda donc à dire que le choléra trisplanchnique se développait toujours en premier lieu, et régnait
d'une manière presque exclusive dans la première période
de l'épidémie, connue sous le nom de *choléra algide bleu,*
asphyxique, foudroyant, spasmodique, asthénique, etc. ;
celui, enfin, dont nous avons déterminé les signes, et qui
ne serait que le second temps de la maladie, puisqu'il
existe des symptômes cholériques d'une nature bien diffé-
rente, moins graves, et qu'on peut considérer comme les
phénomènes de la période d'invasion, période d'autant
moins fâcheuse qu'elle offre au médecin une foule de
circonstances favorables pour la guérison.

Si le malade a le bonheur d'échapper à la période
algide, on a tout à redouter de la période de réaction.
Ici tout change de face : d'un état de spasme nerveux, la
maladie prend, en peu de temps, le caractère inflamma-
toire, dont le siége principal est ou dans l'appareil digestif, ou dans la boîte crânienne. Le médecin doit être d'autant plus en garde contre ce nouvel état, qu'il enlève la
majeure partie des malades, malgré tous les moyens cu-
ratifs, s'ils n'ont été administrés à temps.

Le pouls devient petit et fréquent, ou bien lent et développé; la chaleur reparaît; les vomissements et les selles diarrhéiques persistent encore, en s'accompagnant de hoquets, mais cessent bientôt.

Le caractère des selles change complétement, elles deviennent bilieuses, jaunes, vertes ou noires, plus ou moins liquides, mais toujours excessivement fétides; quelquefois elles sont muqueuses et sanguinolentes; souvent des vers sont rendus avec les matières fécales : j'en ai remarqué une espèce que je n'avais pas encore vue, et qui ressemblait aux larves de grosses mouches.

La sensibilité épigastrique est excessive, et s'étend souvent à l'abdomen; la langue, de pâle et froide qu'elle était, reprend de la chaleur, se colore sur ses bords ou à sa pointe, se recouvre d'un enduit muqueux, plus ou moins jaune et épais, humide ou sec, suivant l'intensité de l'inflammation. Un phénomène bien singulier, que j'ai remarqué chez un des condamnés, était une coloration de la langue en vert de la plus belle couleur, et qui s'est maintenue pendant quarante-huit heures; elle a disparu, après avoir passé de nuances plus pâles au jaune foncé, et des différentes nuances de cette couleur au blanc. La conjonctive est ordinairement injectée, la face plus ou moins animée; les réponses lentes, embarrassées; en un mot, la maladie prend le caractère des affections ty-phoïdes.

Beaucoup de malades, comme nous l'avons dit, succombent à ces congestions cérébrales ou aux phlegma-sies de l'appareil digestif. Nous avons réuni ces cas dans une colonne qui renferme les maladies diverses que nous considérons comme consécutives au choléra propre-ment dit.

Lorsque la maladie doit se terminer par la guérison, on voit les symptômes inflammatoires diminuer d'inten-

sité et de gravité, et peu à peu la convalescence survient.
Une chose extrêmement essentielle à observer dans cette
dernière période, c'est un régime sévère et une grande
circonspection dans la médication, qui doit être des plus
simples. Le moindre écart de régime, la moindre excitation produit une nouvelle réaction, à laquelle le malade
succombe presque toujours. Nous avons vu les impres-
sions morales tristes produire le même effet; et plusieurs de nos malades ont été enlevés par l'une ou l'autre
de ces causes de rechute.

Les terminaisons du choléra sont différentes, suivant
qu'on observe la maladie dans ses diverses phases. Ainsi,
dans la période d'invasion, si les secours sont donnés à
temps, elle se termine, en général, par la guérison. Dans
le cas contraire, c'est-à-dire lorsqu'à ce premier temps
succède la période algide, la maladie a le plus ordinairement une issue funeste, ou bien la réaction survient;
cette réaction peut se passer sans entraves, ou présenter,
ce qui arrive le plus fréquemment, ces complications
graves, et qui sont très-souvent mortelles, soit par elles-
mêmes, soit par l'imprudence des malades.

Avant de passer au traitement, disons quelques mots
sur le mode de propagation du choléra : peut-on le considérer comme contagieux, ainsi que le veulent quelques
praticiens? Je ne suis pas de cet avis. En effet, malgré
les pertes que nous avons faites de plusieurs infirmiers,
je ne puis reconnaître, comme cause de développement
du choléra chez eux, le contact fréquent avec les malades. Sur trente de ces hommes dévoués, nous en avons
perdu trois, dont les forces physiques et les dispositions
morales n'étaient certainement pas susceptibles de les
faire succomber; mais un travail pénible de jour et de
nuit, une exposition constante au foyer d'infection, à

l'action des émanations fétides, sont certainement des motifs suffisants pour déterminer la maladie chez l'homme le moins prédisposé.

Traitement. Les phénomènes que la maladie présente au début ayant, sous plusieurs rapports, de l'analogie avec ceux qui surviennent pendant la réaction, le traitement devra aussi être analogue : nous en parlerons plus loin. Voyons ce qu'il y a à faire quand la période algide est arrivée. Les saignées générales et locales, quand elles sont encore praticables, sont souvent de nature à arrêter la marche de la maladie. Le sang, comme on sait, ne sort plus par jet, il coule en nappe, présente une couleur très-foncée, et ne paraît plus contenir de sérum. La chaleur du lit, l'usage des lavements laudanisés, d'une boisson légèrement diaphorétique, et la tranquillité d'esprit, suffisent quelquefois pour suspendre la marche des accidents ; mais, quand la période algide est confirmée, tous les médecins ont reconnu que la première indication à remplir est de rétablir la circulation suspendue ; et c'est dans ce but qu'on a adopté une multitude de méthodes curatives que je ne chercherai pas à rappeler ici. Je n'ai pas eu à me louer du mode de traitement indiqué par les médecins de l'Inde. Les préparations d'opium, entre autres, administrées comme base essentielle du traitement du choléra algide, n'ont point justifié l'espoir qu'on en avait eu. Notre relevé nous fait connaître que tous ceux qui ont été traités par ce genre de médication ont présenté à l'autopsie, outre l'affection gastro-intestinale, une congestion cérébrale des plus fortes. Il n'est point étonnant qu'en Russie, en Prusse et en Autriche, on ait proscrit ce mode de traitement (voyez les observations 7e, 10e et 11e). La même observation s'applique aux excitants, soit fixes, soit diffusibles. Tous ces moyens, loin de produire un effet avantageux, doivent précipiter la marche de la maladie, parce que je ne les crois pas assez énergiques pour détruire le spasme nerveux, la concentration morbide, si l'on peut se servir de cette expression, et qu'ils ne peuvent qu'augmenter l'excitation organique, lorsqu'elle existe.

D'où vient que, dans l'Inde, on ait obtenu de si bons résultats de l'administration de l'opium, du camphre, de l'éther à haute dose, etc., tandis qu'en Europe on a été généralement obligé d'y renoncer? C'est, je pense, surtout à cause de la différence du climat, du genre de vie, des habitudes, etc., circonstances auxquelles on oublie souvent d'avoir égard.

J'ai mis plus de confiance dans l'emploi des vomitifs, et en particulier de l'ipécacuana, dont un grand nombre de praticiens ont eu à se louer. Je l'ai surtout trouvé utile lorsque l'algidité n'était pas encore portée jusqu'à la cyanose ; alors je l'administrais à la dose de 12 à 36 grains, comme le faisaient les médecins de Vienne. J'en ai obtenu d'assez bons effets, comme on pourra le voir dans le tableau. Une chose digne de remarque, c'est que les hommes qui n'ont pas vomi, ou dont les vomissements n'ont pas changé de caractère, ont tous succombé (observat. 8e et 9e); tandis que, chez les autres, la réaction est survenue rapidement (observat. 1re, 2e, 3e et 4e). J'ai employé aussi le tartre stibié à la dose de 4 à 6 et 8 grains, dans une potion gommeuse de 6 onces que l'on donnait par cuillerées : cet émétique ne m'a pas paru être aussi efficace que l'ipécacuana.

En général, j'ai été avare de médicaments internes pendant cette période ; je me contentais de faire prendre, en petite quantité, de légères infusions théiformes, ou une tisane d'orge gommée et acidulée, à laquelle j'ajoutais un

peu de glace pour la rendre plus agréable. Je recom-
mandais aux malades de boire le moins possible, et je
trompais leur soif par de petits morceaux de glace qu'on
leur mettait de temps en temps dans la bouche. Quelquefois, pour hâter le retour de la circulation, je donnais,
lorsque l'état des voies digestives le permettait, une légère décoction de quinquina, soit par la bouche, soit en
lavement.

Quant au traitement externe, on enveloppait tous les
malades dans des couvertures de laine; on pratiquait des
frictions sur toute la surface du corps, avec de la fla-
nelle imbibée d'un liniment ammoniacal ; ces frictions
faisaient ordinairement disparaître les crampes les plus
violentes. On promenait en même temps des sinapismes
chauds sur les extrémités. Des vases remplis d'eau chaude
étaient placés sous les couvertures. Au lieu de bains, je
faisais envelopper les malades dans des couvertures
trempées dans une décoction bouillante de graine de lin,
et je recouvrais le tout d'autres couvertures sèches. Je
combattais la diarrhée par des quarts de lavements amidonnés, répétés trois ou quatre fois par jour, avec dix
gouttes de laudanum.

J'ai dit, en parlant de la période d'invasion, que son
traitement ressemblait beaucoup à celui de la période de
réaction. En effet, les symptômes étant plutôt inflammatoires que nerveux, les moyens de traitement doivent
être pris plutôt dans les antiphlogistiques que dans les
antispasmodiques. Il y a cette différence cependant, que,
lors de l'invasion, les symptômes inflammatoires sont
moins intenses que pendant la réaction. Ce traitement
consiste dans les saignées générales ou locales, les bains,
les fomentations, les boissons gommeuses adoucissantes,
légèrement acidulées, les lavements émollients amidon-

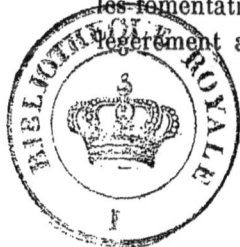

2

nés, et une diète absolue. Quelquefois on peut donner de légers toniques, tels que la décoction de quinquina gommée, soit par l'estomac, soit en lavement, lorsque le malade se trouve dans un état de prostration.

Les excitants extérieurs seront aussi entretenus avec avantage jusqu'à ce que la convalescence soit complète.

Je n'ai fait qu'ébaucher d'une manière extrêmement rapide les principaux traits de cette maladie, sur laquelle on a tant écrit qu'il deviendrait inutile de s'y arrêter davantage. Il me reste, pour terminer ce faible travail, à donner quelques histoires particulières qui serviront à mieux faire ressortir la différence des traitements qui ont été adoptés.

PREMIÈRE OBSERVATION.

Choléra algide, avec cyanose; traitement par le tartre stibié.
Guérison.

Leroy, Constantin, âgé de cinquante-huit ans, entré le 7 juillet 1835, provenant de Saint-Mandrier, malade depuis le 6 au soir, fut reçu dans la période algide, avec cyanose : crampes très-violentes, selles et vomissements fréquents, de nature cholérique; pouls imperceptible; bourdonnement dans les oreilles; voix éteinte et sibilante; cyanose de la face et des mains. (Infusion de tilleul édulcorée; 4 quarts de lavements amidonnés; 4 grains de tartre stibié; 2 demi-lavements émollients, avec 10 gouttes de laudanum; cataplasmes sinapisés aux extrémités; lavement, avec décoction de quinquina, le soir; diète.)

Le 8, au matin, la figure du malade a une bonne expression, le pouls a reparu, la chaleur s'est rétablie ; 3 ou 4 selles pendant la nuit ; pas de vomissements ; soif modérée ; tête douloureuse, yeux injectés. (Infusion de tilleul ; 2 demi-lavements amidonnés ; 2 onces d'huile de ricin en potion ; pédiluves sinapisés ; bouillon.) — Dans la journée : somnolence continuelle ; pouls un peu fréquent ; langue belle ; conjonctives fortement injectées ; 3 ou 4 selles après la potion d'huile de ricin.

Le 9, même état de la tête ; selles et vomissements peu fréquents. (Orge acidulée ; 2 demi-lavements ; pédiluves sinapisés.)

Le 11, la tête est libre ; pas de vomissements : selles moins fréquentes et moins liquides ; langue rosée ; pouls plus régulier. (Même traitement.)

Les jours suivants, le mieux se continue, jusqu'au 20 du même mois, époque de sa sortie de l'hôpital.

DEUXIÈME OBSERVATION.

Choléra algide, avec cyanose ; traitement par l'ipécacuana.
Guérison.

Paoli, François, âgé de trente-deux ans, entré le 7 juillet 1835, provenant de la goëlette *la Torche*, malade depuis le 6 au soir, fut reçu dans la période algide, avec cyanose : crampes très-violentes ; selles et vomissements fréquents ; froid des extrémités et de la langue ; pouls presque imperceptible, cyanose commençante, doigts des mains bleuâtres ; peau plissée ; yeux caves, entourés d'une zone noirâtre, livide ; bourdonnement dans les oreilles ; voix éteinte et sibilante. (Infusion de tilleul édulcorée ; 24 grains d'ipécacuana en potion ; 4 quarts de lavements amidonnés et laudanisés; sinapismes aux extrémités; frictions avec le liniment ammoniacal.)

Le 8, au matin, la chaleur est revenue; le pouls est développé; la langue recouverte d'un enduit jaunâtre, rouge à la pointe et sur les bords; soif modérée; 2 selles depuis hier au soir; pas de vomissements. (Infusion de tilleul; 2 demi-lavements amidonnés et laudanisés; 1 once d'huile de ricin en potion.) — Dans la journée, tête douloureuse; langue recouverte d'un enduit jaunâtre et épais; somnolence continuelle; soif modérée; pouls assez bon; chaleur générale.

Le 9, somnolence continuelle; conjonctives injectées; pouls assez développé, mais lent; selles assez fréquentes; vomissements rares. (Infusion de tilleul; 2 demi-lavements avec 10 gouttes de laudanum; lavement avec 8 grains de sulfate de quinine; 1 once d'acétate d'ammoniaque.)

Le 10, les vomissements sont suspendus; la tête paraît plus libre, plus dégagée; soif violente; 2 selles liquides dans la nuit du 9 au 10; quelques coliques légères; chaleur à la peau; pouls large et peu fréquent. (Orge acidulée; 2 demi-lavements avec 10 gouttes de laudanum; 1 demi-lavement avec 8 grains de sulfate de quinine; 1 once d'acétate d'ammoniaque; 2 onces d'huile de ricin en potion; 12 sangsues aux tempes.)

Le 11, le malade est dans un état général satisfaisant. (Orge acidulée; 2 demi-lavements émollients; fomentations émollientes abdominales; compresses d'oxycrat sur le front.)

A dater de ce jour, le malade a été de mieux en mieux jusqu'au 20 juillet, époque de sa sortie de l'hôpital.

TROISIÈME OBSERVATION.

Choléra algide, sans cyanose; traitement par le tartre stibié.
Guérison.

Joubert, matelot, âgé de vingt-sept ans, entré à l'hôpital le 0 juillet 1835, provenant de la frégate *l'Iphigénie*,
malade depuis le 8 dans la nuit : crampes très-violentes ;
langue froide et pâle ; extrémités froides ; pouls sensible,
mais petit et fréquent; soif vive ; selles et vomissements
fréquents ; voix éteinte et sibilante : pas de cyanose. (Infusion de tilleul édulcorée; 4 quarts de lavements laudanisés ; 4 grains de tartre stibié; liniment ammoniacal ;
sinapismes aux extrémités.) Après la potion de tartre stibié, un seul vomissement; transpiration abondante et
chaleur de tout le corps ; crampes moins fréquentes et
moins fortes. — Dans la journée, moiteur générale; soif
vive; langue assez belle ; les vomissements ont repris.

Le 10, somnolence ; les crampes ont disparu ; langue
belle et chaude; soif vive, borborygmes ; selles fréquentes
et liquides; chaleur générale ; pouls assez développé,
mais fréquent : pas de vomissements. (Orge acidulée ;
2 demi-lavements émollients ; 12 grains d'ipécacuana ;
bouillon.)

Le 11, pesanteur à la tête, selles noires, fréquentes ;
pouls fort et bien développé. (Orge acidulée ; 2 demi-lavements émollients ; pédiluves sinapisés ; soupe.)

Le 12, somnolence ; pouls développé; selles assez con-
sistantes ; langue assez belle. (Même traitement.)

Le 13, tête un peu lourde ; selles diarrhoïques. (Orge
acidulée ; 2 demi-lavements émollients ; pédiluves simples;
soupe.)

Le 14, le malade est beaucoup mieux; ce bien-être continue les jours suivants, jusqu'au 22 juillet, époque de sa sortie de l'hôpital. (Le même traitement a été suivi pendant tout ce temps, à l'exception de quelques verres de quinquina gommé, sucré, qui ont été donnés pendant la convalescence.)

QUATRIÈME OBSERVATION.

Choléra algide, sans cyanose; traitement par l'ipécacuana.
Guérison.

André, Charles, âgé de vingt-quatre ans, entré le 3 juillet 1835, provenant de Toulon, malade depuis le même jour, à cinq heures du matin, reçu dans la période algide, sans cyanose : douleur épigastrique très-vive; vomissements et selles presque continuels, de nature cholérique; langue pâle, humide et légèrement chaude; froid des extrémités; insensibilité du pouls radial; voix éteinte et sibilante. (Infusion de tilleul édulcorée; 2 demi-lavements de décoction de pavots, avec 10 gouttes de laudanum; sinapismes aux membres inférieurs; moines; 24 grains d'ipécacuana en potion.)

Le 4, le malade est beaucoup mieux : selles encore fréquentes; vomissements répétés, mais la chaleur se fait sentir partout; le pouls est développé; la voix a repris son timbre naturel. (Orge acidulée; fomentations émollientes abdominales; 4 quarts de lavements amidonnés; bouillon.)

Le 5, le mieux se continue : nuit bonne, sommeil, pas de selles ni de vomissements; pouls bien développé, mais fréquent. (Eau vineuse; 2 demi-lavements émollients; soupe.)

Le 6, le pouls est encore fréquent, la peau chaude et sèche ; du reste, rien de nouveau. (Même prescription.)

Le 7, le malade est entré en convalescence jusqu'au 26 juillet, époque de son entier rétablissement et de sa sortie de l'hôpital. (Même traitement pendant le reste de son séjour à l'hôpital.)

CINQUIÈME OBSERVATION.

Fin de la période algide, sans cyanose ; traitement par les opiacés.
Guérison.

Boucher, âgé de quarante-huit ans, entré le 14 juillet 1835, provenant de Toulon, malade depuis plusieurs jours, reçu à la fin de la période algide, sans cyanose : selles et vomissements fréquents, de nature cholérique ; pouls petit, à peine sensible ; crampes dans les pieds ; langue légèrement jaunâtre et peu chaude ; douleurs abdominales assez vives ; froid aux extrémités ; soif vive, et yeux caves, enfoncés. (Riz gommé, sucré ; 4 quarts de lavements laudanisés ; fomentations émollientes sur l'abdomen ; cataplasmes sinapisés aux jambes ; potion, avec 10 gouttes de laudanum et 15 gouttes d'éther ; décoction de quinquina gommée, sucrée ; demi-lavement, avec 1 once d'huile de ricin ; diète.)

Le 15, vomissements moins fréquents, pas de selles ; soif moins vive ; pouls plus développé ; douleurs de l'abdomen moins fortes, sensibilité épigastrique ; somnolence. (Riz gommé, sucré ; 2 demi-lavements émollients et laudanisés ; 1 once d'huile de ricin en potion. Julep le soir ; bouillon.)

Le 16, encore quelques nausées, mais plus de vomissements ; urines abondantes et faciles ; langue belle ; pouls bon. Pas de selles depuis le 15; plus de douleur à l'abdomen ni à l'épigastre. (Orge acidulée; 2 demi-lavements avec 1 once d'huile d'olive chacun; fomentations émollientes abdominales. Julep le soir; soupe légère; orange.)

Le 17, presque plus de nausées. Le soir du même jour, elles ont disparu entièrement. A dater de ce moment, le malade est entré en convalescence jusqu'au 19, époque de sa sortie de l'hôpital. (Même traitement pendant le reste de son séjour à l'hôpital, moins l'huile de ricin et le julep.)

SIXIÈME OBSERVATION.

Période de réaction ; traitement par les opiacés et les antiphlogistiques. Guérison.

Larose, âgé de vingt-six ans, entré le 27 juin 1835, provénant de Toulon, malade depuis le 25 juin, reçu dans la période de réaction : tête très-douloureuse; nausées et vomissements; selles fréquentes; conjonctives injectées; peau chaude; pouls assez développé; langue rosée et chaude. (Tisane de riz gommée, sucrée; 20 sangsues aux tempes; 2 demi-lavements, avec 30 gouttes de laudanum.) —Le soir, à sept heures : pouls développé et résistant; agitation grande; soif vive; chaleur sèche; selles fréquentes. (Saignée du bras de 12 onces; 20 sangsues sur les parties latérales du cou; sinapismes aux jambes.)

Le 28, tête moins douloureuse; soif vive; langue rosée; pas de vomissement; 2 ou 3 selles dans la nuit; chaleur plus humide; pouls moins fréquent et moins résistant. (Tisane de riz gommée, sucrée; fomentations émollientes; cataplasmes sinapisés aux jambes; lotions froides sur la tête; diète.)

Le 29, sommeil bon pendant la nuit; tête peu ou point douloureuse; pas de selles ni de vomissements; soif modérée; chaleur naturelle; pouls bon. (Riz gommé, sucré; fomentations émollientes; 2 pédiluves sinapisés; 2 demi-lavements avec décoction de têtes de pavots.)

Le 30, le mieux se soutient : pas de selles ni de vomissements. (Riz gommé, sucré; 2 demi-lavements émollients avec décoction de têtes de pavots; pédiluves sinapisés. Le soir, même traitement, jusqu'au moment de sa sortie.)

La santé du malade s'améliore de jour en jour jusqu'au 6 juillet, époque de sa sortie de l'hôpital.

SEPTIÈME OBSERVATION.

Choléra algide, avec cyanose; traitement par les opiacés.
Mort en treize heures.

Chanteraud, condamné, âgé de quarante-six ans, entré le 23 juin 1835, à trois heures du soir, provenant de l'hôpital du bagne, dans la période algide, avec cyanose; malade depuis le 23, à neuf heures du matin. Il avait eu, avant son arrivée à Saint-Mandrier, des selles, des vomissements et des crampes.

Le 23, à son arrivée à Saint-Mandrier, il y avait stupeur, teinte violacée de la face et de la partie supérieure du tronc; il répondait avec peine aux questions et éprouvait de légères douleurs abdominales. Refroidissement général; cessation des vomissements et des selles; langue froide et humide; respiration saccadée, aphonie; pouls insensible au bras, à peine sensible aux carotides; facies profondément altéré, yeux enfoncés dans les orbites. Mort à onze heures du soir.

Il fut traité par l'infusion de tilleul sucrée, les sinapismes aux mollets ; 1 lavement, avec 30 gouttes de laudanum ; une potion, avec 15 gouttes d'éther et 25 gouttes
de laudanum ; enfin des briques chaudes et des moines
appliqués aux extrémités.

Autopsie : teinte violacée de presque tout le corps ; face
grippée, yeux profondément enfoncés dans les orbites,
pupilles contractées. Système veineux du cerveau gorgé
de sang ; lobes du cerveau adhérant fortement entre eux
postérieurement et offrant des plaques nacrées sur l'a-
rachnoïde ; épanchement de plusieurs cuillerées de sang
noir, répondant à la voûte crânienne ; sérosité rougeâtre
dans les fosses occipitales inférieures ; substance du cerveau et du cervelet parsemée d'une multitude de points
rouges. Poumons et cœur sains ; sang noir, épais et visqueux ; quelques flocons de fibrine à l'origine des gros
vaisseaux. Tout l'appareil digestif était distendu par des
gaz ; épiploons rosés ; veines mésentériques gorgées de
sang ; l'estomac, plein de tisane, contenait quelques frag-
ments de gourganes : sa membrane muqueuse, ainsi que
celle de l'intestin grêle, offrait une teinte rosée ; celle du
colon était d'un rouge vif dans toute son étendue, ainsi
que la séreuse. La plupart des ganglions du grand sympathique endurcis et d'une teinte assez foncée ; le système
nerveux semblait partager cet état pathologique par une
teinte rosée dont je ne puis cependant affirmer l'existence
en raison du sang qui s'est épanché dans l'abdomen ; matières fécales liquides, grumelées et infectes.

HUITIÈME OBSERVATION.

Choléra algide, avec cyanose; traitement avec l'ipécacuana
Mort en neuf heures.

Danès, condamné, âgé de trente et un ans, entré le
4 juillet 1835, à deux heures du matin, provenant de Saint-
Mandrier, malade depuis plusieurs heures, reçu dans la
période algide, avec cyanose : crampes violentes; selles et
vomissements fréquents; langue froide, extrémités gla-
cées; pouls imperceptible; cyanose de la face et des mains,
dont les doigts sont bleuâtres et effilés; yeux caves,
foncés, bordés d'un cercle livide; bourdonnements d'o-
reilles; voix éteinte et sibilante. (Infusion de tilleul édulcorée; 2 demi-lavements émollients amidonnés et laudanisés; fomentations émollientes sur l'abdomen; frictions
ammoniacales; 18 grains d'ipécacuana en potion; sinapismes aux extrémités; lavement avec séné et sulfate de
soude; potion laudanisée et éthérée.) — Mort à onze
heures et demie du matin.

Autopsie. L'estomac ne présentait aucune trace de phlo-
gose; il était distendu par du gaz et des liquides abondants :
on y voyait encore quelques fractions de substances ali-
mentaires. Le duodenum offrait, répandus çà et là, des
points blancs, tuberculeux, d'une consistance prononcée.
Ces phénomènes pathologiques étaient moins remarquables
dans le reste de l'étendue du tube digestif, dont les villosi-
tés étaient si saillantes, qu'elles paraissaient comme imbri-
quées. Le jejunum offrait des traces d'une irritation assez
vive : engorgement du système veineux abdominal et des
glandes mésentériques; veines caves remplies d'un sang

couleur de lie de vin, d'une consistance épaisse et visqueuse ; vessie contractée, absence totale d'urine.

NEUVIÈME OBSERVATION.

Choléra algide, sans cyanose ; traitement par le tartre stibié.
Mort en dix-huit heures.

Renaud, condamné, âgé de trente ans, entré le 10 juillet 1835, à dix heures du matin, provenant de Toulon,
malade depuis le 9 juillet, reçu dans la période algide,
sans cyanose : selles et vomissements fréquents ; langue
légèrement chaude ; pouls presque insensible ; sentiment
d'une constriction très-vive à l'épigastre ; froid de la face
et des extrémités ; crampes violentes dans les membres inférieurs ; selles fréquentes et rizées ; bourdonnements des
oreilles ; yeux caves et enfoncés. (Infusion de tilleul édulcorée ; 4 quarts de lavements laudanisés et amidonnés ;
5 grains de tartre stibié en potion ; frictions ammoniacales ; sinapismes aux extrémités.) — Mort le 11 juillet, à
quatre heures du matin.

Autopsie. L'estomac ne présente aucune trace de phlo-
gose. Au pylore, on observe de petites aspérités jaunâtres,
dures, confluentes, occupant la première portion du duodenum dans l'étendue de 4 à 5 pouces ; le reste de l'intestin n'offre rien de particulier. Le gros intestin, à partir du
côlon transverse, est comprimé, rétréci, de manière à
permettre à peine l'introduction du petit doigt ; et, par
suite de cette constriction toute particulière, la membrane
muqueuse est plissée et comme imbriquée jusqu'au rectum
inclusivement. Engorgement du système veineux abdomi-

nal, des glandes mésentériques et des ganglions semi-lu-
naires. Vessie contractée, absence totale d'urine.

DIXIÈME OBSERVATION.

Retour de la période algide, avec cyanose, après celle de réaction ;
traitement par les opiacés, les antiphlogistiques et l'ipécacuana.
Mort.

Rozier, condamné, âgé de trente-trois ans, entré le
22 juin 1835, à dix heures du matin, provenant de l'hôpital du bagne, malade depuis plusieurs heures, reçu dans la
période algide, avec cyanose : céphalalgie, nausées, puis
vomissements de matières bilieuses ; soif vive, chaleur,
douleur très-prononcée à l'épigastre : tout le reste de
l'abdomen est peu sensible à la pression ; crampes dans
les jambes. (Infusion de tilleul édulcorée ; potion avec
20 gouttes de laudanum et 15 gouttes d'éther ; lavement
avec une décoction de têtes de pavots amidonnée ; 20 sangsues à l'épigastre.)—Le soir, les vomissements continuent ;
6 selles depuis la visite, jaunâtres, claires ; pouls accéléré ;
sueur visqueuse à la poitrine ; les urines ne coulent plus ;
facies sans altération.

Le 23, douleur épigastrique moindre ; vomissements
muqueux, mais plus rares ; selles liquides, fréquentes.
(Infusion de tilleul édulcorée ; 15 sangsues à l'épigastre.)

Le 25, tête lourde, épigastre sensible à la pression ;
nausées et vomissements ; langue colorée en vert foncé ;
refroidissement de la peau ; pouls fréquent et petit. (Orge
nitrée ; 2 demi-lavements émollients ; bains ; fomentations
émollientes ; cataplasmes sinapisés aux jambes ; diète.)

Le 25, abdomen indolent ; vomissements bilieux persis-
tants ; langue moins colorée ; soif vive : pas d'urines, pas

de selles depuis deux jours. (Infusion de tilleul édulcorée ;
2 demi-lavements avec 10 gouttes de laudanum ; 15 sangsues à l'épigastre.) — Le soir, les vomissements ont dimi-
nué ; mais la langue est sèche, froide ; somnolence ; pouls
accéléré.

Le 26, stupeur ; langue pâle et froide, glacée ; plus de
vomissements depuis hier soir ; aucune douleur nulle part ;
excrétion d'une petite quantité d'urine ; 3 selles. (Diète ;
eau gommée édulcorée ; frictions avec la glace ; 18 grains
d'ipécacuana.)

Le soir, refroidissement du tronc et des membres ; pouls
filiforme ; stupeur profonde ; 4 selles : il n'y a pas eu de vomissements. (Eau gommée ; 1 demi-lavement avec 10 gouttes
de laudanum ; sinapismes aux jambes ; vésicatoires aux
cuisses ; 28 sangsues sur le trajet des jugulaires.)

Le 27, stupeur prononcée ; pupille contractée, insensible
à la lumière. (Sinapismes chauds aux extrémités inférieures ;
20 sangsues sur le trajet des jugulaires.) — Refroidissement
général ; cyanose ; le pouls disparaît insensiblement. Mort
à midi.

Autopsie. Amaigrissement médiocre de la face et du
corps ; quelques ecchymoses aux membres supérieurs ;
veines superficielles du corps très-apparentes et gorgées
de sang. Rougeur et injection des méninges ; consistance
remarquable de la substance cérébrale, qui présente, par
l'incision, une surface pointillée de rouge ; les ventricules
cérébraux ne renferment pas de sérosité ; le crâne et le
canal rachidien ont laissé échapper de 16 à 18 onces d'un
sang liquide, épais, noir et légèrement visqueux. Viscères
de la poitrine sains ; cavités droites du cœur distendues
par une grande quantité de sang noir. Rougeur et injection
remarquables du grand épiploon et de tout le péritoine en
général ; sécheresse du tissu cellulaire sous-péritonéal ;

engorgement des veines abdominales ; rougeur remarquable
de la muqueuse gastro-intestinale ; engorgement des ganglions mésentériques.

ONZIÈME OBSERVATION.

Rechute de choléra; période algide, suivie de cyanose, traitée par
les opiacés. Mort en seize heures.

Boutillier, condamné, âgé de trente ans, entré le
23 juin 1835, à dix heures du matin, dans la période de
réaction, malade depuis le 22 au matin : soif vive; langue
pâle; point de nausées; chaleur naturelle; pouls peu fréquent; 4 selles liquides depuis ce matin. Des sangsues
appliquées à l'épigastre ont fait disparaître une douleur
dont il se plaignait. (Potion antispasmodique; eau de
tilleul édulcorée; diète.)

Le 23, pas de nausées ni de vomissements; aucune
douleur; pas de selles; chaleur modérée; sommeil bon.
(Bouillon, infusion de tilleul édulcorée.)

Les 24 et 25, état très-satisfaisant; appétit. (Quart;
tisane d'orge acidulée.)

Le 26, à cinq heures du soir, langue pâle; vomissements; 4 à 5 selles liquides; soif; douleur contusive des
membres; pouls petit et fréquent. (Eau sucrée froide;
2 demi-lavements avec 30 gouttes de laudanum.)

Le 27, douleur vive à la base de la poitrine; respiration
gênée; vomissements fréquents; crampes très-doulou-
reuses durant la nuit; langue pâle, humide; soif vive.
(Diète, infusion de tilleul avec 30 gouttes de laudanum;
cataplasmes sinapisés aux jambes et aux avant-bras; grand
bain; potion éthérée et laudanisée; glace.) — Peu d'heures

après la visite, altération profonde du facies; enfoncement du globe de l'œil; refroidissement rapide des extrémités; le pouls se déprime; selles liquides et fréquentes.

De neuf à dix heures du matin, respiration saccadée, courte, fréquente; dilatation dès pupilles; refroidissement général, insensibilité du pouls radial; cyanose. Mort.

Autopsie. Amaigrissement remarquable de la face; enfoncement du globe de l'œil; cyanose; facies cholérique parfaitement caractérisé. Substance cérébrale de consistance ordinaire, piquetée de rouge; ventricules latéraux renfermant une assez grande quantité de sérosité; injection remarquable des méninges. Viscères de la poitrine parfaitement sains; cavités droites du cœur gorgées de sang noir. Engorgement du système veineux abdominal, suffusion sanguine assez étendue dans l'arrière-cavité des épiploons et entre les deux feuillets du mésocolon transverse, rougeur, sécheresse et arborisation du péritoine et du grand épiploon, rougeur prononcée, de plusieurs pouces d'étendue, à la muqueuse de l'estomac, vers la grande courbure, près du pylore et se continuant dans le duodenum.

FIN.

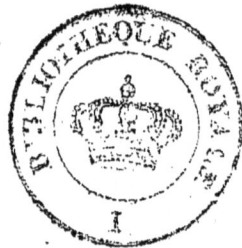

Imprimerie de Mme Ve BOUCHARD-HUZARD, rue de l'Éperon, 7.

HOPITAL DE SAINT-MANDRIER.

Tableau général des malades reçus, traités, guéris et décédés pendant l'épidémie du choléra, du 23 juin au 31 juillet 1835.

GENRES DE MALADIES.	ENTRÉS DANS LES SALLES.		RÉPARTITION, PAR MODE DE TRAITEMENT, DES HOMMES ATTEINTS DU CHOLÉRA.									GUÉRIS. TRAITEMENTS DU CHOLÉRA.										MORTS. TRAITEMENTS DU CHOLÉRA.										TOTAL DES GUÉRISONS.		TOTAL DES MORTS.		RESTANT AU 1er AOUT.	
			AVEC CYANOSE.				SANS CYANOSE.					AVEC CYANOSE.				SANS CYANOSE.						AVEC CYANOSE.				SANS CYANOSE.											
	Hommes libres.	Condamnés.	Antispasmodiques.	Émétique.	Ipécacuana.	Mixte.	Antispasmodiques.	Émétique.	Ipécacuana.	Mixte.	Maladies diverses traitées par la opiacée et les antiphlogistiques.	Antispasmodiques.	Émétique.	Ipécacuana.	Mixte.	Antispasmodiques.	Émétique.	Ipécacuana.	Mixte.	Maladies diverses traitées par la opiacée et les antiphlogistiques.	Antispasmodiques.	Émétique.	Ipécacuana.	Mixte.	Antispasmodiques.	Émétique.	Ipécacuana.	Mixte.	Maladies diverses traitées par la opiacée et les antiphlogistiques.	Hommes libres.	Condamnés.	Hommes libres.	Condamnés.	Hommes libres.	Condamnés.
CHOLÉRA	34	88	3	9	6	12	21	15	7	19	»	»	1	»	4	11	2	5	»	3	8	2	12	9	3	4	7	»	5	23	12	55	7	10
CHOLÉRINE	8	74	»	4	»	2	»	3	5	5	10	»	»	3	5	5	5	»	44	»	»	»	»	»	»	»	»	»	6	61	»	»	3	13
RECHUTES — de choléra	»	6	4	»	2	»	»	»	»	»	»	»	»	»	»	»	»	»	»	3	»	1	»	»	»	»	»	»	»	»	4	»	2
RECHUTES — de cholérine	1	3	»	»	1	»	»	»	»	»	3	»	»	»	»	»	1	»	1	»	»	»	»	»	»	»	»	1	1	»	1	»	»
CONVALESCENTS — de choléra	»	13	»	»	»	»	»	»	»	»	13	»	»	»	»	»	»	»	12	»	»	»	»	»	»	»	»	»	12	»	»	»	1
CONVALESCENTS — de cholérine	»	116	»	»	»	»	»	»	»	»	116	»	»	»	»	»	»	»	99	»	»	»	»	»	»	»	»	»	99	»	»	»	17
AFFECTIONS CÉRÉBRALES survenues durant la réaction	4	18	»	»	»	»	»	»	»	»	22	»	»	»	»	»	»	»	1	»	»	»	»	»	»	»	»	17	»	1	3	14	»	4
AFFECTIONS DIVERSES, indépendantes du choléra — Hydropisie ascite	1	»	»	»	»	»	»	»	»	»	1	»	»	»	»	»	»	»	1	»	»	»	»	»	»	»	»	»	1	»	»	»	»
AFFECTIONS DIVERSES — Fièvres intermit.tes	»	2	»	»	»	»	»	»	»	»	2	»	»	»	»	»	»	»	»	»	»	»	»	»	»	»	»	»	»	2	»	»	»	»
AFFECTIONS DIVERSES — Diarrhées	2	»	»	»	»	»	»	»	»	»	2	»	»	»	»	»	»	»	»	»	»	»	»	»	»	»	»	»	2	»	»	»	»
AFFECTIONS DIVERSES — Bronchites	»	2	»	»	»	»	»	»	»	»	2	»	»	»	»	»	»	»	»	»	»	»	»	»	»	»	»	»	»	1	»	»	»	1
AFFECTIONS DIVERSES — Céphalées	2	2	»	»	»	»	»	»	»	»	4	»	»	»	»	»	»	»	1	»	»	»	»	»	»	»	»	»	3	»	»	»	1
AFFECTIONS DIVERSES — Blessés	»	2	»	»	»	»	»	»	»	»	2	»	»	»	»	»	»	»	1	»	»	»	»	»	»	»	»	»	1	»	»	»	»
	43	306	7	9	0	12	21	18	12	24	»	1	1	4	14	8	18	»	6	8	2	12	8	3	4	7	»	18	200	15	54	16	52
	310		27				75				237	3				59				171	29				22				18	215		69		67	
TOTAL égal à celui des hommes entrés dans les salles	349											213									69									349					

HOPITAL DE SAINT-MANDRIER.

Tableau général des malades reçus, traités, guéris et décédés pendant l'épidémie du choléra, du 1er août 1835 au 25 dudit mois.

GENRES DE MALADIES.	ENTRÉS dans les SALLES.		RÉPARTITION, PAR MODE DE TRAITEMENT, DES HOMMES ATTEINTS DU CHOLÉRA.								GUÉRIS. TRAITEMENTS DU CHOLÉRA.								MORTS. TRAITEMENTS DU CHOLÉRA.								TOTAL des GUÉRISONS		TOTAL des MORTS.		ÉVACUÉS le 25 AOÛT
			AVEC CYANOSE.			SANS CYANOSE.					AVEC CYANOSE.			SANS CYANOSE.					AVEC CYANOSE.			SANS CYANOSE.									
	Hommes libres.	Condamnés.	Antispasmodiques.	Émétique.	Ipécacuana.	Mixte.	Antispasmodiques.	Émétique.	Ipécacuana.	Mixte.	Maladies diverses traitées par la synoèse et les antiphlogistiques.	Antispasmodiques.	Émétique.	Ipécacuana.	Mixte.	Antispasmodiques.	Émétique.	Ipécacuana.	Mixte.	Maladies diverses traitées par la synoèse et les antiphlogistiques.	Antispasmodiques.	Émétique.	Ipécacuana.	Mixte.	Antispasmodiques.	Émétique.	Ipécacuana.	Mixte.	Maladies diverses traitées par la synoèse et les antiphlogistiques.	Hommes libres.	Condamnés.	Hommes libres.	Condamnés.	Condamnés.
CHOLÉRA	10	3	»	7	2	»	»	1	1	2	»	»	4	2	»	»	»	1	»	»	3	»	»	»	»	»	»	2	»	7	»	3	2	»
CHOLÉRINE	5	18	»	»	»	»	»	»	»	»	23	»	»	»	»	»	»	»	»	23	»	»	»	»	»	»	»	»	»	5	18	»	»	»
RECHUTES { de choléra	1	1	»	»	»	»	»	»	2	»	»	»	»	»	»	»	»	»	1	»	»	»	»	»	»	»	»	»	»	1	»	»	»	»
RECHUTES { de cholérine	1	4	»	»	»	»	»	»	»	»	5	»	»	»	»	»	»	»	»	5	»	»	»	»	»	»	»	»	»	1	4	»	»	»
CONVALESCENTS du mois précédent	7	10	»	»	3	»	4	4	3	3	»	»	»	3	»	4	4	3	3	»	»	»	»	»	»	»	»	»	»	7	10	»	»	»
AFFECTIONS CÉRÉBRALES survenues durant la réaction	6	3	»	»	»	»	»	»	»	»	14	»	»	»	»	»	»	»	»	»	»	»	»	»	»	»	»	»	6	5	1	1	»	»
AFFECTIONS DIVERSES reçues, { Fièvres intermitt	2	1	»	»	»	»	»	»	»	»	3	»	»	»	»	»	»	»	»	3	»	»	»	»	»	»	»	»	»	2	1	»	»	»
indépendantes du choléra. { Diarrhées	2	6	»	»	»	»	»	»	»	»	6	»	»	»	»	»	»	»	»	6	»	»	»	»	»	»	»	»	»	2	6	»	»	»
{ Bronchites	2	1	»	»	»	»	»	»	»	»	2	»	»	»	»	»	»	»	»	2	»	»	»	»	»	»	»	»	»	2	»	»	»	»
{ Blessés	»	2	»	»	»	»	»	»	»	»	2	»	»	»	»	»	»	»	»	2	»	»	»	»	»	»	»	»	»	»	2	»	»	»
	36	52	»	7	5	»	4	5	6	5		»	4	5	»	4	4	5	3		»	3	»	»	»	»	»	2		33	50	4	7	»
	89			12			20			57		9			10				46		3			2					6	71		11		89
TOTAL égal à celui des hommes entrés dans les salles				89								71									11									89				

www.ingramcontent.com/pod-product-compliance
Lightning Source LLC
Chambersburg PA
CBHW070715210326
41520CB00016B/4352